PROPUESTA DE ACTIVIDAD GRUPAL EN EL CLIMATERIO PARA MATRONAS

Iñaki López Armendariz (Matrón)

Teresa Senar Zuñiga (Matrona)

Copyright © Noviembre 2016

Iñaki López Armendariz

Teresa Senar Zuñiga

All rights reserved.

ISBN: 1540507858
ISBN-13: 978-1540507853

ÍNDICE

1	Introducción	7
2	Justificación	9
3	Objetivo general y objetivos específicos	11
4	Metodología	13
5	1ª Sesión	15
6	Evaluación 1ª Sesión	25
7	2ª Sesión	31
8	Evaluación 2ª Sesión	41
9	3ª Sesión	47
10	Evaluación 3ª Sesión	63
11	4ª Sesión	69
12	Evaluación 4ª Sesión	79
13	Evaluación final del trabajo grupal	85
14	Relajación	89
15	Bibliografía	91

1. INTRODUCCIÓN

Hoy en día la esperanza de vida de las mujeres en los países desarrollados supera ampliamente los 80 años de edad, como recogen los datos del banco mundial. España tenia una esperanza de vida en el año 2014 para sus mujeres de 86,1 años, siendo la Comunidad Foral de Navarra una de las regiones mundiales cuya esperanza es más alta, en torno a los 86,7 años. Solo las mujeres hongkonesas y japonesas tienen más esperanza de vida al nacer en nuestros días.

Navarra - Esperanza de vida al nacer			
Fecha	Esperanza de vida	Esperanza de vida - Hombres	Esperanza de vida - Mujeres
2015	83,84	81,03	86,63
2014	83,53	80,68	86,36
2013	83,56	80,66	86,46
2012	83,48	80,39	86,60
2011	83,53	80,84	86,13
2010	83,74	80,79	86,60

Fecha	Esperanza de vida	Esperanza de vida - Hombres	Esperanza de vida - Mujeres
2005	81,65	78,65	84,63
2000	80,43	77,04	83,91
1995	79,34	75,83	82,91
1990	78,14	74,98	81,33
1985	76,60	73,01	80,36
1980	75,20	71,88	78,66
1975	73,05	70,01	76,20

La menopausia se considera el fin de la función ovárica en las mujeres, manifestada por el cese de las menstruaciones durante los últimos 12 meses. Así pues el término menopausia se refiere a una fecha en concreto aunque comúnmente se utiliza para referirnos al periodo de tiempo posterior a este cese y que se conoce como climaterio. Considerando que la menopausia como termino medio aparece a los 50 años, prácticamente las mujeres del primer mundo viven casi la mitad de su vida en menopausia.

2. JUSTIFICACIÓN

Dada esta situación que va ser vivida tarde o temprano por la mayoría de las mujeres de nuestra sociedad actual, cobra gran importancia su abordaje como proceso fisiológico y primordial en la vida de las mujeres.

El cese de la función ovárica, y por tanto la falta de producción de estrógenos va a ser el motivo principal de la clínica que puede experimentar en mayor o menor grado la mujer durante su climaterio. Conocer los cambios que va a sufrir, las causas y adquirir habilidades y recursos para minimizar su impacto en la salud, ayudará enormemente a las mujeres en esta nueva etapa de su vida. Y sobretodo, les ayudará a vivirla desde la normalidad, con positividad y plenitud.

Para ello la labor de los servicios sanitarios se antoja primordial y por ello creemos que la figura de la matrona es el sanitario ideal para abordar esta etapa fisiológica de la vida de las mujeres. Dada nuestra formación académica, orientada en especial al cuidado de la mujer en sus diferentes etapas de la vida, consideramos que además de prestar nuestros servicios en la consulta personal, el trabajo grupal es de gran interés para las mujeres en el climaterio.

Además es una época de grandes cambios y vivencias en el aspecto emocional y psico-afectivo de la mujer, por lo que se beneficiara enormemente del intercambio de experiencias con otras mujeres en su situación, además de adquirir conocimientos y habilidades para su autocuidado en el día a día.

Puesto que a lo largo de estos últimos años la mujer actual ha evolucionado mucho en cuanto a sus conocimientos, necesidades, inquietudes y demandas, vemos necesario incorporar también los avances de la ciencia y el saber experimentado en los ultimas décadas, para presentar una propuesta de trabajo grupal actualizada para mujeres en edad climatérica.

La presente propuesta no pretende ser nada más que eso, una propuesta, que como veremos en las diferentes sesiones en las que se dividirá para su operatividad, estará siempre abierta a lo que cada grupo pueda necesitar en cada momento. Por eso lo presentamos con un guión, que debería ser flexible y permeable lo mas posible a las características de cada grupo heterogéneo de mujeres climatéricas con las que trabajaremos.

3. OBJETIVOS

OBJETIVOS GENERALES:

- ✓ Conocer los cambios que se producen en la mujer en el climaterio.
- ✓ Aprender a aceptarse.
- ✓ Aprender a vivir de forma satisfactoria.
- ✓ Mejorar la calidad de vida en la mujer climatérica y sobretodo, la vivencia positiva y saludable de este amplio periodo vital.

OBJETIVOS ESPECÍFICOS:

- ✓ La mujer conocerá los cambios físicos que ocurren en el climaterio.
- ✓ La mujer manejará los cambios que acontecen en su cuerpo satisfactoriamente.
- ✓ La mujer será capaz de llevar a cabo los autocuidados inherentes al climaterio.
- ✓ Conocerá posibles terapias de tratamiento en la menopausia.
- ✓ La mujer participante presentarán una autoestima reforzada a través de la vivencia normalizada y compartida de la misma, y

a su vez la integrará como uno más de los elementos a desarrollar y cuidar en los autocuidados de esta etapa de la vida.

- ✓ Servirá de espacio de encuentro entre personas con las mismas vivencias, deseos e intereses en un momento determinado de nuestras vidas, del que puedan surgir nuevas relaciones humanas de crecimiento personal.

- ✓ Reflexionará sobre su vivencia como ser sexuado a lo largo de la vida y en especial en esta etapa: necesidades, sentimientos, sensaciones, afectos...

- ✓ La mujer aprenderá a vivir su sexualidad de forma satisfactoria.

- ✓ Recapacitará sobre el propio proyecto de vida deseado y vivido, analizando que factores pueden influirlo y pudiendo desarrollar alternativas para avanzar con plenitud.

- ✓ Conocerá contactos e información de servicios e instituciones que ofrecen espacios y/o actividades recomendables en esta etapa climatérica.

- ✓ La mujer identificará los signos de alarma que deben derivar en una consulta médica.

4. METODOLOGÍA

Captación

Desde las consultas médicas, de enfermería y/o educación, o por petición expresa de la mujer. También a través de folletos informativos y carteles expuestos en el Centro.

Duración

4 sesiones de 2 horas y media cada una, con descanso de 10 minutos incluido (si es preciso), un día por semana. Siendo la duración total de la actividad grupal de 10 horas, distribuidas a lo largo de un mes.

Número de asistentes

Consideramos que dependerá en parte de las instalaciones de cada centro, pero para la buena operatividad de las clases, se recomendaría no superar los 14-16 participantes.

Periodicidad

Dependerá en gran medida de la demanda recibida, pero la organización en cuatro sesiones semanales va encaminada a su posible repetición mensual según se precise.

Material de apoyo

- Ordenador, proyector y archivos digitales.
- Música, colchonetas, balones, folios, bolígrafos, pañuelos.
- Hojas informativas sobre: "La alimentación y el ejercicio físico" y

"Cuidados del suelo pélvico" elaborados por los autores, y folleto "Hola climaterio" de ANAMA con recomendaciones sobre alimentación, ejercicio físico, ergonomía, sexualidad (también disponible online en la pagina web: www.matronasdenavarra.com)

Docente

Matronas del centro de referencia.

Metodología

Consta de cada una de las 4 sesiones que a continuación vamos a describir pormenorizadamente.

5. 1ª SESIÓN: PRESENTACIÓN Y CLIMATERIO

DESCRIPCIÓN TEMA	TÉCNICA METODOLÓGICA	MATERIAL	TIEMPO APROX.
Presentación breve del curso y del docente	Expositiva		5´
Aclaración de dudas iniciales y breve auto-presentación de las participantes (motivaciones)	Trabajo en grupo grande (GG)		10´
Recogida de signos y síntomas climatéricos en pizarra vividos por las participantes	"Brainstorming" o Lluvia de ideas	Pizarra y tizas o panel y rotulador	5´
Clasificación de los mismos según su presentación en el tiempo: primarios, secundarios o terciarios (completar los que falten)	Trabajo grupal (GG)	Pizarra y tizas o panel y rotulador	15´

Conceptos básicos del climaterio y sus fases	Expositiva	Ordenador, monitor y powerpoint "menopausia"	30´
Descanso			10´
Trabajo con los signos y síntomas primarios, secundarios y terciarios antes clasificados, en 3 grupos de 5-6 personas según grado de importancia para ellas. Elaboración de lista.	Investigación en aula en grupos pequeños (GP)	Folios y bolígrafos	10´
Presentación al grupo grande (GG) de cada lista y aportaciones del GG y del docente	Trabajo grupal (GG)	Ordenador, monitor y powerpoint "cambios en el climaterio"	20´
Cambiando las listas de nuevo en los mismos grupos pequeños trabajan los recursos que realizan o conocen para poder solventar cada uno de los síntomas	Investigación en aula GP	Folios y bolígrafos	10´

Presentación al grupo grande de los recursos conocidos y practicados y aportaciones del GG	Trabajo grupal (GG)		20´
Relajación	Expositiva GG	Música relajante, colchonetas	10´
Despedida, entrega de material escrito y evaluación de la sesión	La encuesta de satisfacción se adjunta al final de la sesión		5´

TERMINOLOGÍA CLIMATÉRICA:

El término popularmente utilizado para referirnos a un periodo del ciclo vital de la mujer, MENOPAUSIA, en realidad no es más que un día en dicha vida, el que marca la desaparición fisiológica de su última regla, 12 meses antes. A menudo se utilizan indistintamente los términos MENOPAUSIA y CLIMATERIO, cuando sería más correcto la utilización de este último, si queremos referirnos a este periodo de la vida femenina. Además deberíamos de tener en cuenta que algunas mujeres podrán no tener más reglas, por otras causas no fisiológicas (véase enfermedades o cirugía del útero) sin que ello signifique que estén en menopausia, es decir, presenten los síntomas típicos climatéricos

Previo a la retirada de la regla, que no marca sino el fin del funcionamiento de los ovarios y su producción hormonal (estrógenos, progesterona y testosterona), se pueden producir alteraciones en el ciclo menstrual: acortamiento, irregularidades, manchados esporádicos, sangrado abundante, ausencia de sangrados durante varios meses... Estaríamos hablando de la PREMENOPAUSIA, que engloba los 5 años previos a la falta de la regla durante 12 meses o MENOPAUSIA. La PERIMENOPAUSIA o TRANSICIÓN MENOPAUSICA como término, englobaría a los dos anteriores.

Como término medio la menopausia en nuestro país se presenta entorno a los 50-51 años. La premenopausia que se caracteriza por esas alteraciones del ciclo menstrual antes mencionadas, tendría una duración aproximada de unos 5 años y por lo tanto comenzaría hacia los 45 años.

La POSMENOPAUSIA engloba el periodo de vida de la mujer tras la menopausia, que dado la esperanza de vida actual de las mujeres en nuestro país, puede abarcar aproximadamente 3-4 décadas. Se clasifica en postmenopausia temprana a los 5 primeros años, y tardía, al periodo amplio que continúa desde el quinto año tras la última regla hasta el final de la vida.

Dependiendo de diferentes circunstancias (hábitos, genética, salud...) puede existir también una menopausia precoz (la que ocurre antes de los 40 años) y una menopausia tardía (posterior a los 55 años).

Terminología	Premenopausia temprana	Premenopausia tardía	Menopausia	Posmenopausia temprana	Posmenopausia tardía
	Perimenopausia	Perimenopausia			
Duración	Variable	Variable	1 año	4 años	Hasta senectud
Ciclos menstruales	Longitud variable de ciclos hasta > 7 días de lo normal	≥ 2 ciclos ausentes y/o un intervalo de amenorrea (≥ 60 días)	Amenorrea x 12meses	Ausencia de ciclos	Ausencia de ciclos

El síndrome climatérico engloba signos y síntomas que pueden ser muy variados según la mujer. Puesto que engloba todas las dimensiones del ser humano, la repercusión y vivencia del climaterio puede ser muy variopinta. Factores como la personalidad de la mujer, sus recursos, el entorno, las creencias, la cultura, la situación personal, laboral y familiar de cada mujer, van a ser determinantes en la capacidad de adaptación de cada una a este nuevo periodo de la vida.

El cese de la secreción hormonal por parte de los ovarios puede producir síntomas que no afectan por igual a todas las mujeres ni con la misma intensidad. Los estrógenos presentan receptores distribuidos por muchos órganos del cuerpo, por eso su descenso y desaparición afecta a muchos órganos y funciones.

Como hemos recalcado cada mujer se verá afectada de manera distinta y en gran medida dependerá de cómo se haya cuidado cada mujer hasta llegar a esta etapa. Es decir, es sobre los hábitos de vida donde podrá trabajar más para mejorarlos, pero aquella que ya los tenga saludables e incorporados en su día a día, tendrá menos probabilidad de pasar un climaterio disfuncional.

El ánimo y la actitud son factores también muy importantes en esta etapa de la vida, para alcanzar una buena calidad de la misma.

Los signos y síntomas del climaterio se suelen englobar por su momento de aparición en tres grandes grupos, aunque como ya hemos comentado la variabilidad es la característica principal, puesto que se trata de un cuadro sindrómico dinámico, en el que unos síntomas o molestias pueden desaparecer cuando otras aparecen o se incrementan.

SÍNTOMAS PRECOCES o "A CORTO PLAZO":

a.   SOFOCOS:

Son una alteración vasomotora consecuencia de la falta de estrógenos que provoca alteraciones en el centro termorregulador del hipotálamo.

Suele comenzar por la cabeza y/o pecho para luego sentirse por todo el cuerpo. Suelen acompañarse de sudoración, y alguna vez de palpitaciones. Duran entre 1 y 5 minutos y es más frecuente por la noche, durante las primeras horas de sueño. La intensidad suele ir disminuyendo con el tiempo.

b. ALTERACIONES DEL SUEÑO:

Son bastante comunes durante la transición menopáusica. Puede haber dificultades para la conciliación del sueño, dormir pocas horas o despertares en mitad de la noche sin lograr dormir después. Debido a la caída de los estrógenos, el sueño suele ser más ligero por lo que los despertares son mayores y el descanso menor. En parte están facilitados por las alteraciones de centro regulador, por eso mejora con los meses en general. El tener un buen hábito de descanso previo influirá enormemente en esta etapa. Además el no descansar bien acarreará nuevos síntomas como irritabilidad, nerviosismo, dificultad para concentrarse…

c. ALTERACIONES EMOCIONALES:

Durante toda la vida vivimos conflictos emocionales y fases de labilidad emocional e irritabilidad, pero en la menopausia estas situaciones se pueden hacer mas frecuentes e intensas por el descenso hormonal sufrido en esta época y que repercutirá sobretodo en el tan importante descanso nocturno. La situación laboral, familiar y social vivida serán factores que influirán también en esta época de cambio.

d. GANANCIA DE PESO:

Aproximadamente desde los 30 años en adelante se tiende a ganar peso de manera constante, acompañado de una perdida de masa muscular y descenso del metabolismo, salvo que cuidemos estos aspectos. Con la menopausia en las mujeres este descenso del metabolismo basal (energía que consume nuestro organismo en estado de reposo) se acrecienta de manera llamativa, por lo que los autocuidados deberán ser mayores. Por ello desde la menopausia, muchas mujeres manifiestan que engordan a pesar de comer lo mismo que antes. El cuidado de la alimentación, pero sobretodo, el ejercicio físico diario va a ser fundamental a partir de esta etapa si queremos mantener nuestra calidad de vida.

SÍNTOMAS "A MEDIO PLAZO":

a. SEQUEDAD DE PIEL:

Al tener receptores de estrógenos se ve afectada por el déficit hormonal menopáusico. Con la menopausia se produce un adelgazamiento de la epidermis, sobre todo en las zonas expuestas al sol, perdiendo humedad y elasticidad, y apareciendo las arrugas. Las fibras elásticas y el colágeno disminuyen, junto con la actividad exocrina de gandulas sebáceas y sudoríparas. Por todo ello la piel se vuelve atrófica, siendo mas seca, pruriginosa y tendente a los traumatismos con facilidad. Pueden aparecer manchas marronáceas en la piel por la alteración en su pigmentación y la distribución del vello corporal cambia: desparece en pubis, axila y cabeza, y puede aumentar en labio superior y barbilla. Las uñas son más quebradizas.

b. CAMBIOS GENITO-URINARIOS:

Uno de los síntomas mas frecuentes en el climaterio es la sequedad vaginal. Esto puede llevar a provocar dispareunia (dolor con el coito), picor o quemazón vaginal. Además de la sequedad, también se produce un adelgazamiento de las paredes vaginales e inflamación de la misma, provocando menor elasticidad de la vagina. El cambio en la flora vaginal defensiva y su Ph influye en la mayor vulnerabilidad de la zona a infecciones genito-urinarias (vaginitis, vulvitis y cistitis).

c. DEBILITAMIENTO DEL SUELO PÉLVICO:

La musculatura genital, al igual que la del resto del cuerpo, también va a sufrir las consecuencias del déficit hormonal de la menopausia. Los músculos del suelo pélvico (MSP) intervienen en varias funciones fundamentales como son el sostén de los órganos pélvicos (vejiga, útero y recto), control de esfínteres uretral y rectal, y en la actividad sexual, acarreando importantes y molestas consecuencias si no se cuidan. Aunque muchas de estos síntomas no son mortales, si que crean gran morbilidad, deteriorando en gran medida la calidad de vida de las mujeres climatéricas, además de aumentando otros de los síntomas propios del climaterio (vaginitis, cistitis, vulvitis, alteraciones del sueño, cansancio, cambios de humor, irritabilidad...).

SÍNTOMAS "A LARGO PLAZO:

a. ALTERACIONES CARDIOVASCULARES:

A raíz de la menopausia se eleva considerablemente el riesgo cardiovascular, debido al efecto protector que producen los estrógenos y su descenso en esta etapa de la vida. Tanto las cardiopatías, la hipertensión arterial como los accidentes cerebro-vasculares son mas frecuentes a partir de esta etapa. Alimentación variada y saludable y ejercicio físico van a ser fundamentales para corregir y evitar estos riesgos.

b. OSTEOPOROSIS Y ALTERACIONES ÓSEAS:

Los estrógenos juegan un papel fundamental en la densidad ósea. A partir de los 30-35 años todos los humanos empezamos a perder densidad ósea irremediablemente. Pero en las mujeres esta perdida se acrecienta de manera significativa a partir de la menopausia. La actividad de destrucción ósea es mayor que la de reposición, facilitado por la pérdida de estrógenos, con lo que la densidad ósea disminuirá progresivamente, aumentado el riesgo de fracturas de cadera, muñeca y vertebrales. Otros factores como la falta de aporte adecuado de calcio en la dieta o la escasa exposición a la luz solar pueden influir en la síntesis de la Vitamina D, fundamental en la absorción del calcio.

6. EVALUACIÓN 1ª SESIÓN: PRESENTACIÓN Y CLIMATERIO

1. El climaterio es marcado por la última regla de una mujer. VERDADERO/FALSO

2. La ausencia de regla durante 12 meses marca la edad de la menopausia. VERDADERO/FALSO

3. Los ovarios dejan de funcionar de manera brusca, sin previo aviso y así llega la menopausia. VERDADERO/FALSO

4. El climaterio marca el declive físico, emocional y psicológico de una mujer. VERDADERO/FALSO

5. La vivencia del climaterio por parte de las mujeres es muy variable. VERDADERO/FALSO

6. Nuestros hábitos de vida no influyen para nada en una vivencia adecuada y positiva del climaterio. VERDADERO/FALSO

7. Los signos y síntomas de la menopausia los podemos clasificar en 3 niveles según su aparición en el tiempo: a corto, medio y a largo plazo. VERDADERO/FALSO

8. El síntoma a largo plazo más frecuente son los sofocos. VERDADERO/FALSO

9. Las pérdidas de orina al toser, estornudar o coger pesos son "normales" a partir de la menopausia, VERDADERO/FALSO

10. Una dieta saludable y equilibrada junto con la práctica de ejercicio físico diario es la forma más efectiva de evitar los problemas cardiovasculares y la osteoporosis en la edad adulta.
VERDADERO/FALSO

EVALUACIÓN DE LAS ASISTENTES:

1. Grado de conocimiento previo que tenias de los objetivos y trabajo de la sesión, ha sido:

Nulo ☐   Escaso ☐   Suficiente ☐   Adecuado ☐

2. Actitud del docente con el grupo ha sido:

Nada adecuada ☐ Poco adecuada ☐ Adecuada ☐ Muy adecuada ☐

3. Conocimientos del docente sobre el tema ha sido:

Nada adecuados ☐ Poco adecuados ☐ Adecuados ☐ Muy adecuados ☐

4. Metodología empleada por el docente ha sido:

Nada adecuada ☐ Poco adecuada ☐ Adecuada ☐ Muy adecuada ☐

5. Espacio físico empleado ha sido:

Nada adecuado ☐ Poco adecuado ☐ Adecuado ☐ Muy adecuado ☐

6. El material empleado ha sido:

Nada adecuado ☐ Poco adecuado ☐ Adecuado ☐ Muy adecuado ☐

7. El tiempo empleado ha sido:

Nada adecuado ☐ Poco adecuado ☐ Adecuado ☐ Muy adecuado ☐

8. El grado de cumplimiento de tus expectativas, ha sido:

Nulo ☐   Escaso ☐   Suficiente ☐   Alto ☐   Muy alto ☐

9. La valoración global de la sesión ha sido:

Nada satisfactoria ☐   Poco satisfactoria ☐   Satisfactoria ☐

Muy satisfactoria ☐

10. ¿Añadirías algo a esta sesión?

_____
_____
_____
_____

11. ¿Quitarías algo?

_____
_____
_____
_____

EVALUACIÓN DEL DOCENTE:

1. Asistencia a la sesión:

   Apuntadas _____ Asistentes _____ Porcentaje _____

2. Primera impresión del grupo:

   Positiva ☐   Neutra ☐   Negativa ☐

3. ¿Se ha cumplido el programa de la sesión?

   SI ☐   NO ☐

   Partes pendientes de tratar:
   _____
   _____

4. Actitud general del grupo:

   Participativa ☐   Expectante ☐   Pasiva ☐   Negativa ☐

   OTRA:_____

5. Vivencia del docente: (se pueden seleccionar varios)

   Tranquilo ☐   Conectado ☐   Nervioso ☐   Distante ☐

6. Impresión general de la sesión:

   Nada adecuada ☐ Poco adecuada ☐ Adecuada ☐ Muy adecuada ☐

7. Cambios a introducir o propuestas:
   _____
   _____
   _____
   _____

7. 2ª SESIÓN: AUTOCUIDADOS FÍSICOS GENERALES

DESCRIPCIÓN TEMA	TÉCNICA METODOLÓGICA	MATERIAL	TIEMPO APROX.
Breve recuerdo de los síntomas y recursos aportados en primera sesión (paneles guardados o pizarra)	Expositiva y trabajo grupal (GG)	Pizarra o paneles	10´
Autocuidados en alimentación	Expositiva	Power point	10´
Lista y presentación de dieta diaria en grupos pequeños (permite valorar aportes energéticos, tipos de alimentos, calcio en dieta)	Investigación en aula en GP	Folios y bolígrafos	20´
Presentación al grupo grande y recomendaciones correctivas (por el docente) en cantidad, calidad y preparado	Investigación en aula en GG	Panel expositivo o pizarra	20´

de alimentos			
Descanso			10´
Ejercicio físico realizado por las participantes en menopausia	Lluvia de ideas	Panel o pizarra	5´
Recomendaciones y adaptaciones según patologías y estado físico	Expositiva	Power Point	20´
Ergonomía y control postural	Expositiva	Power Point	25´
Practica de posiciones adecuadas: de pie, sentada, incorporaciones, carga de pesos…	Rol playing	Colchonetas, sillas, peso	20´
Ejercicios de kegel, relajación y respiración (ejercicio de autorelajación positiva)	Entrenamiento físico (Se expone mas abajo)	Colchonetas, música relajante, oscuridad	10´
Despedida, evaluación de la sesión y entrega de material	Se adjuntan al final de la sesión la encuesta y la hoja informativa	Encuesta y hoja "La alimentación y el ejercicio físico"	1´- 5´

AUTOCUIDADOS:

a. SOFOCOS:

-Evitar factores exacerbantes como la excitación con bebidas alcohólicas, comidas muy copiosas, bebidas muy calientes, especias o abrigarse en exceso.

-Procurar un entorno fresco y llevar siempre un abanico.

-Refrescar la cara, manos y muñecas con agua fría.

-Autocontrol y relajación. Ejercicio de autorelajación positiva.

-Hacer ejercicio físico diario adaptado a nuestra condición física, la edad y el estado de salud.

-Toma de infusiones relajantes como salvia, melisa, tila, valeriana...

-Toma de fitoestrógenos (soja), o Terapia Hormonal Sustitutiva (THS).

b. ANSIEDAD, NERVIOSISMO, IRRITABILIDAD:

-Técnicas de relajación (al final de esta sesión se adjunta una relajación para poder llevar a cabo en el grupo).

-Autorelajación positiva o pensamiento positivo (trabajado en el curso).

-Ejercicio físico regular.

-Infusiones calmantes o sedantes.

-Baño relajante. Aromaterapia, musicoterapia, masajes...

-Identificar que situaciones producen esta sintomatología e intentar evitarlas.

c. ALIMENTACIÓN:

-Realizar 5-6 comidas al día de pequeña cantidad, con desayuno fuerte incluyendo fruta, un lácteo y una ración de cereal, y cenas ligeras incluyendo verduras, frutas y proteína (pescado, huevo o lácteo).

-Comer cereales (pan, arroz, macarrones, espaguetis...) a poder ser integrales, aportando fibra y energía. No sustituirlos por galletas o bollería.

-Aumentar la cantidad de vegetales de hojas verdes, legumbres y frutas de temporada, aportando fibra y sensación de saciedad además de minerales esenciales como el hierro, el calcio y vitaminas y siendo cardiosaludables. Añadir una fruta mas al día por ejemplo en almuerzos, meriendas o antes de acostarse.

-Consumir más pescado que carne. Las raciones de pescado pueden ser algo mayores que las de carne. Preferentemente elegir carnes magras como ternera, pollo, vaca, conejo o codorniz. El embutido magro: jamón serrano, pavo o jamón york, junto 2 biscotes o pan integral (4 cm), junto con un lácteo o fruta puede ser un buen almuerzo o merienda.

-Productos lácteos desnatados o semidesnatados enriquecidos en proteínas, calcio y vitaminas A y D. Añadir un yogur al día por ejemplo antes de acostarse. Trabajo con la lista de alimentos ricos en calcio y cálculo de aporte diario del mismo de cada participante.

-Limitar el consumo de grasas saturadas (embutidos, fiambres, mantequilla, nata, bollería industrial...).

-Consumir alimentos ricos en ácidos grasos monoinsaturados

(omega 3), como el pescado azul o las nueces protege nuestro aparato cardiovascular. Suplementos de omega 3.

-Un vaso pequeño de vino en la comida seria cardiosaludable.

-Evitar el tabaco, las bebidas excitantes como café y té, protegería nuestra descalcificación ósea.

-Cocinar con poco aceite, y que sea siempre vegetal, a ser posible de oliva. No usar margarinas ni mantequillas para cocinar, y utilizar más el vapor, la cocción o la plancha, y menos la fritura para hacer los alimentos.

d. EJERCICIO FÍSICO:

-Esencia en los autocuidados, se debe practicar a diario adaptándolo a nuestros gustos, estado de salud y estado físico. El sedentarismo es la mayor causa de problemas de salud en el primer mundo, y más en la menopausia.

-Las sesiones deben de ser cortas y progresivas conforme nuestro cuerpo vaya asimilándolo. Evitar el carácter competitivo de las mismas.

-Un programa de entrenamiento estructurado y progresivo con monitor puede ser un gran incentivo para aumentar nuestro compromiso con el cambio en nuestros autocuidados y establecer nuevas relaciones sociales.

-Las clases de baile, spinning, pilates o gimnasia pueden ser buenos ejercicios en la menopausia.

-Andar entre 30 y 60 minutos diarios es recomendable por su efecto cardioprotector y ayuda a la calcificación de los huesos. Importante usar un calzado adecuado.

-Nadar es otro ejercicio cardiosaludable si bien no tiene el beneficio sobre el hueso que tienen otras opciones contra gravedad. Ideal para dolores de caderas, rodillas o tobillos. Mejor el crol o la espalda.

-Las actividades orientales, tipo yoga o tai-chi, son actividades también que ayudan a la relajación y coordinación respiratoria y trabajan la propiocepción corporal, corrigiendo malas posturas y liberando tensiones. Además ayudan a trabajar la concentración, memorización y el control emocional con la consiguiente mejora de la autoestima.

-Se recomienda el uso de ropa cómoda, a poder ser de materiales naturales como el algodón, y calzado adecuado.

-La actividad debe de ser placentera y agradable para que se perpetúe como hábito, y hacerlo en compañía siempre lo facilita.

e. MOLESTIAS GENITALES:

-El cuidado del periné es fundamental. Lavaremos nuestra vulva una solo vez al día con poco jabón. En caso de lavarse más de una vez, sin jabón la segunda. Secado adecuado y minucioso de genitales, e hidratación vulvar con crema "nivea" o aceite vegetal: almendras, caléndula, aloe vera...

-Mantener un peso adecuado a través del ejercicio físico diario y la alimentación es fundamental para no sobrecargar nuestro suelo pélvico.

-Evitar el estreñimiento a través de la alimentación y el ejercicio. Aprender a realizar vaciado adecuado y frecuente de vejiga e intestino. No reprimir nunca reflejo miccional o defecatorio.

-Evitar el tabaquismo, evitando infecciones respiratorias y tosidos repetitivos que deterioran nuestro suelo pélvico, así como el alcohol y las drogas, que pueden ser irritativos vesicales.

-El cuidado de la musculatura del suelo pélvico es fundamental para mantener una calidad de vida aceptable en el climaterio.

-Trabajaremos e incorporaremos en nuestra rutina diaria los ejercicios de kegel varias veces al día, por ejemplo tras las micciones (entrenado en las sesiones del curso).

-También trabajaremos el reflejo de protección del suelo pélvico ante aumentos de la presión abdominal (entrenados en las sesiones del curso).

-Uso diario durante 15 minutos en casa, de bolas vaginales o "bolas chinas o de gheisa".

-Facilitar y recomendar una vida orgásmica periódica, potenciara nuestra musculatura perineal y también la calidad y placer de nuestros orgasmos. "Lo que no se usa, se atrofia"

-El uso de lubricantes para las relaciones coitales o con el uso de bolas chinas puede ser necesario y oportuno.

-Para prevenir la atrofia vaginal, posibles sangrados, picores, infecciones urinarias de repetición, o molestias con las relaciones coitales, la utilización de lubricantes vaginales de base acuosa, 2 veces por semana es recomendable en la menopausia. Si es preciso y esta indicado por el médico, también puede ser necesario el uso de crema con estrógenos a nivel vaginal.

EJERCICIO DE AUTORELAJACIÓN

Cuando te sientas angustiada, estresada o a punto de estallar, practica el siguiente ejercicio sencillo de autorelajación. Permítete unos segundos para ti, que te ahorran minutos de insatisfacción y te reportaran horas de positividad y placer...

1. Detente y observa como estás emocionalmente.
2. Pon un nombre a lo que te molesta, mentalmente.
3. Concéntrate en la zona del corazón.
4. Centra tu atención en una persona, acontecimiento o lugar feliz en tu vida, y dedícale unos minutos. Siente, reexperimenta los matices, revive esa experiencia positiva.
5. Trae a tu mente algo que te haga sentir amor y retén ese sentimiento 15 segundos.

Observa como has salido de esa espiral de la negatividad. Si aprendes a pensar con el corazón de 3 a 5 veces al día, serás capaz de cargas las pilas, y experimentar y crear nuevos y futuros recuerdos de positividad. ¡TU ELIGES!

ALIMENTACIÓN Y EJERCICIO FÍSICO EN EL CLIMATERIO:

Los cambios hormonales en el climaterio aumentan el riesgo cardiovascular, la osteoporosis y producen una tendencia al aumento de peso. Una alimentación equilibrada, realizar ejercicio físico regular y evitar el tabaco son fundamentales para mantener una buena salud y prevenir enfermedades.

1. Es importante llevar un horario regular de comidas, intentando realizar 5 comidas al día; desayuno, almuerzo, comida, merienda y cena.
2. Fruta y verdura a diario (5 o más raciones al día). La fruta es mejor comerla en pieza que en zumo. Las verduras crudas aportan más vitaminas que las cocidas. Se recomienda no tenerlas a remojo ni trocearlas mucho y cocerlas al vapor. Las hojas verdes de verdura tienen más vitaminas y minerales que las blancas.
3. Los hidratos de carbono complejos (pan, pasta, patata, cereales, arroz) hay que comerlos a diario. Es mejor el pan integral porque aporta más vitaminas, fibra y minerales. Las patatas fritas solo habría que comerlas deforma ocasional.
4. 4 raciones de lácteos al día. Son preferibles lo lácteos desnatados o semidesnatados porque aportan los mismos nutrientes limitando el aporte de grasa. Los yogures de sabores y los que tienen bífidus son igual de saludables pero suelen tener más azúcar.
5. La carne no es necesaria comerla a diario. Es preferible consumir carnes con bajo contenido en grasa como el pollo, pavo, conejo, ternera, lomo de cerdo magro... Se puede comer cualquier tipo de pescado. Es recomendable comer pescado azul 2-3 veces por semana (congrio, chicharro, bonito, atún, sardinas, trucha...).

6. Es conveniente comer 3-4 huevos por semana.
7. Se puede comer ocasionalmente frutos secos o chocolate con alto contenido en cacao (>70%).
8. Limitar el consumo de azúcares (chucherías, miel, mermelada, refrescos azucarados) y grasas saturadas (bollería, embutidos, nata, helados cremosos, mantequilla).
9. Son preferibles las formas culinarias sencillas (vapor, hervido, plancha, asado...) y usar aceite de oliva.
10. Consumir sal yodada y evitar los alimentos con alto contenido en sal como los ahumados o las conservas.
11. Mantener una hidratación adecuada, lo más adecuado es el agua.
12. Es recomendable hacer ejercicio físico de forma regular, basta con hacer ejercicio suave o moderado que permita mantener una conversación.

8. EVALUACIÓN 2ª SESIÓN: AUTOCUIDADOS FÍSICOS GENERALES

11. El tomar alcohol a diario y el comer abundantemente aliviara mis sofocos. VERDADERO/FALSO

12. Buscar espacios y tiempo para cuidarme a mi misma y realizar mis autocuidados, ayudara a tener una vivencia mas positiva y adecuada del climaterio. VERDADERO/FALSO

13. La toma de infusiones naturales de hierbas puede ayudarme a paliar los síntomas vasomotores y los problemas con el descanso nocturno. VERDADERO/FALSO

14. El aprendizaje y práctica de la relajación no sirve para nada en esta etapa de mi vida. VERDADERO/FALSO

15. Da igual lo que yo haga, mi madre y mis hermanas han tenido una menopausia atroz...VERDADERO/FALSO

16. Aumentar la cantidad de pescado semanal en vez de carne de cerdo, es beneficioso para mi salud. VERDADERO/FALSO

17. El aporte adecuado diario de calcio y la practica diaria de 1 hora de ejercicio físico (salvo nadar), son las maneras más eficaces de cuidar mis huesos ante la osteoporosis. VERDADERO/FALSO

18. El realizar una actividad física de nuestro gusto en grupo, es más gratificante y aumenta el grado de cumplimiento e incorporación a las rutinas saludables. VERDADERO/FALSO

19. Todo sangrado vaginal en menopausia se debe estudiar porque es indicativo de malignidad seguro. VERDADERO/FALSO

20. No hace falta hidratar nuestra vulva después de la ducha, ella ya tiene sus propios mecanismos de hidratación. VERDADERO/FALSO

EVALUACIÓN DE LAS ASISTENTES:

1. Grado de conocimiento previo que tenias de los objetivos y trabajo de la sesión, ha sido:

Nulo ☐   Escaso ☐   Suficiente ☐   Adecuado ☐

2. Actitud del docente con el grupo ha sido:

Nada adecuada ☐ Poco adecuada ☐ Adecuada ☐ Muy adecuada ☐

3. Conocimientos del docente sobre el tema ha sido:

Nada adecuados ☐   Poco adecuados ☐   Adecuados ☐

Muy adecuados ☐

4. Metodología empleada por el docente ha sido:

Nada adecuada ☐ Poco adecuada ☐ Adecuada ☐ Muy adecuada ☐

5. Espacio físico empleado ha sido:

Nada adecuado ☐ Poco adecuado ☐ Adecuado ☐ Muy adecuado ☐

6. El material empleado ha sido:

Nada adecuado ☐ Poco adecuado ☐ Adecuado ☐ Muy adecuado ☐

7. El tiempo empleado ha sido:

Nada adecuado ☐ Poco adecuado ☐ Adecuado ☐ Muy adecuado ☐

8. El grado de cumplimiento de tus expectativas, ha sido:

Nulo ☐   Escaso ☐   Suficiente ☐   Alto ☐   Muy alto ☐

9. La valoración global de la sesión ha sido:

Nada satisfactoria ☐   Poco satisfactoria ☐   Satisfactoria ☐

Muy satisfactoria ☐

10. ¿Añadirías algo a esta sesión?

_____
_____
_____
_____

11. ¿Quitarías algo?

_____
_____
_____
_____

EVALUACIÓN DEL DOCENTE:

1. Asistencia a la sesión:

   Apuntadas _____   Asistentes _____   Porcentaje _____

2. Primera impresión del grupo:

   Positiva ☐   Neutra ☐   Negativa ☐

3. ¿Se ha cumplido el programa de la sesión?

   SI ☐   NO ☐

   Partes pendientes de tratar:
   _____
   _____
   _____

4. Actitud general del grupo:

   Participativa ☐   Expectante ☐   Pasiva ☐   Negativa ☐

   OTRA:_____
   _____

5. Vivencia del docente: (se pueden seleccionar varios)

   Tranquilo ☐   Conectado ☐   Nervioso ☐   Distante ☐

6. Impresión general de la sesión:

Nada adecuada ☐   Poco adecuada ☐   Adecuada ☐   Muy adecuada ☐

7. Cambios a introducir o propuestas:
_____
_____
_____
_____
_____

9. 3ª SESIÓN: AUTOCUIDADOS ESPECÍFICOS Y TRATAMIENTOS

DESCRIPCIÓN TEMA	TÉCNICA METODOLÓGICA	MATERIAL	TIEMPO APROX.
Sintomatología genitourinaria (GU) en la menopausia	Análisis en aula GP/GG	Papel y bolígrafo	15´
Sintomatología GU. Exposición de los síntomas GU y complementación por docente.	Expositiva GG	Proyector y Power Point	15´
Prevención y tratamiento de la sintomatología GU	Investigación y análisis en aula GP	Papel y bolígrafo	10´
Prevención y tratamiento. Exposición de los síntomas GU complementando.	Expositiva GG	Proyector y Power Point	15´
Descanso			10´
Suelo Pélvico. Cada grupo trabaja un tema: definición y			

localización, funciones, deterioro y rehabilitación	Investigación y análisis en aula GP.	Papel y bolígrafo	15´
Suelo pélvico. Puesta en común y exposición teórica	Expositiva GG	Proyector, Power Point, pelvis, bolas chinas, conos vaginales, vibrador, pesario	25´
Suelo pélvico práctica	Entrenamiento (se expone más abajo)	Balón deshinchado, silla, colchoneta, balón grande tipo pilates	30´
Relajación	Entrenamiento		10´
Ejercicio autoestima	Anotar anónimamente los sentimientos que tienen y depositarlo en una caja. Se usarán en la última sesión	Papel, bolígrafo y caja	5´
Despedida, evaluación de la sesión y entrega de material	La encuesta de satisfacción se adjunta al final de la sesión	Encuesta evaluación conocimientos y sesión. Hoja cuidados SP	1´- 5´

SINTOMATOLOGÍA CLIMATÉRICA A MEDIO PLAZO: SINTOMATOLOGÍA GENITOURINARIA (GU):

El sistema genitourinario es dependiente de los estrógenos, por lo que su disminución en la menopausia producirá atrofia en estos tejidos. Los síntomas más frecuentes son sequedad y prurito vulvovaginal, dispareunia, aumento de las infecciones urinarias, polaquiuria, nicturia, incontinencia urinaria y prolapsos genitales. Los problemas derivados de la atrofia no mejoran con el paso del tiempo, se van agravando hasta incluso alterar la calidad de vida de la mujer y sus relaciones eróticas.

Útero, ovarios y trompas se atrofian haciéndose más pequeños. Los miomas también disminuyen de tamaño. La mucosa vaginal se alisa, adelgaza y disminuyen las secreciones cervicales. Se produce una pérdida de elasticidad vaginal acompañada de sequedad que puede dar lugar a dispareunia. La sequedad de la mucosa también puede ser causa de quemazón y prurito. El ph vaginal aumenta al disminuir los bacilos de Döderlein, pudiendo causar alteración en la flora vaginal. Los genitales externos también se atrofian y el introito se estrecha, incidiendo en el disconfort genital y la dispareunia. El aparato urinario también se atrofia favoreciendo las infecciones de orina, uretritis, disuria y la urgencia miccional.

El síntoma más frecuente es la sequedad vaginal, pudiendo afectar hasta al 75% de las mujeres postmenopáusicas. Le sigue la dispareunia con una frecuencia del 45%. A pesar de ello la mayoría de las mujeres no piden ayuda profesional.

PREVENCIÓN Y TRATAMIENTO DE LA SINTOMATOLOGÍA GU:

-Evitar el consumo de tabaco (evidencia II-3B): el tabaco puede aumentar la atrofia vaginal.

-Evitar la obesidad (evidencia III-C): un IMC > 27 se ha asociado con mayor sequedad vaginal.

-Ejercicio físico regular (evidencia III-C): no realizar ejercicio físico implica mayor riesgo de presentar síntomas vaginales.

-Mantener relaciones sexuales de forma regular mejora la elasticidad y lubricación genital.

-Hidratación: la hidratación vulvar se realiza a diario (aceite de rosa mosqueta, aceite de almendras, centella asiática, hidratante específica….). La hidratación vaginal inicialmente se realiza a diario durante 3 semanas, para después disminuir la frecuencia a 2-3 veces por semana. No revierte los cambios atróficos derivados del déficit estrogénico. Se consideran tratamiento de primera elección con una evidencia IA.

-Lubricante para las relaciones, preferiblemente de base acuosa, reducen la irritación causada por la fricción (evidencia IIB).

-Tratamiento hormonal:

o Terapia con estrógenos locales si los hidratantes y lubricantes no han sido eficaces, o en caso de síntomas moderados-severos (evidencia IA). Es el tratamiento más eficaz para tratar los síntomas derivados de la atrofia urogenital. Se recomienda el uso de dosis bajas (mediante óvulos o crema) ya que a medida que el tratamiento va siendo eficaz también aumenta la absorción sistémica del estrógeno.

La duración del tratamiento no tiene límite, y por lo general la mejoría se nota en unas 3 semanas. Los efectos adversos graves son poco comunes, los estrógenos locales han demostrado ser eficaces y seguros.

o   Añadir a los estrógenos locales Terapia Hormonal Sustitutiva (THS) si los síntomas genitourinarios van asociados a síntomas sistémicos (evidencia IA). Los estrógenos administrados de forma sistémica restauran el ph vaginal, engrosan y revascularizan el epitelio y aumentan la lubricación vaginal.

SUELO PÉLVICO:

El suelo pélvico es el conjunto de músculos que forman el suelo de la cavidad abdominopélvica. Está atravesado por tres orificios; uretra, vagina y recto. La parte muscular del suelo pélvico se denomina diafragma pélvico, y está formado por los músculos coccígeos, el elevador del ano y las fascias superior e inferior.

Diafragma pélvico:

- Isquiococcigeo (se origina en la espina ciática y el ligamento sacroespinoso y se inserta en sacro y cóccix).
- Elevador del ano:
    - Puborrectal (se origina en la parte posterior del pubis y rodea la flexura perineal del recto).
    - Pubococcígeo (se origina en la cara posterior del pubis y el arco tendinoso anterior y se inserta en el centro tendinoso, el esfínter externo del ano y el cóccix).
    - Pubovaginal (es una parte diferenciada del músculo pubococcígeo que irradia a vagina).

- Iliococcígeo (se origina en el arco tendinoso del elevador del ano y se extiende hasta el cóccix y el ligamento anococcígeo), es la parte más externa del músculo elevador del ano

La parte superficial por debajo de la piel es la región perineal. Tiene forma de rombo y se divide en el periné anterior y posterior. En la zona central se encuentra el centro tendinoso del periné dónde confluyen diferentes músculos.

Músculos perineales superficiales:

- Transverso superficial del periné (se origina en las tuberosidades isquiáticas y se inserta en el centro tendinoso del periné).
- Bulboesponjoso (se origina en el centro tendinoso del periné y se extiende hasta el cuerpo cavernoso del clítoris), colabora en la erección del clítoris.
- Isquiocavernoso (se origina en la cara interna de la tuberosidad isquiática y rama isquiática y se inserta en la base del clítoris), contribuye a la erección.
- Músculo estriado del ano.

Músculos perineales profundos:

- Transverso profundo del periné (se origina en la cara interna de la tuberosidad isquiática y rama isquiática, y llega hasta el centro perineal y el esfínter externo del ano).
- Esfínter externo de la uretra (se origina en el arco del púbis, es una estructura tubular que rodea la uretra), constituye el esfínter voluntario de la uretra.
- Compresor de la uretra (discurren por debajo del esfínter de la uretra).

- Esfínter uretrovaginal (se origina en el centro tendinoso y rodean la vagina y uretra).

El suelo pélvico interviene en el soporte de las vísceras, en la micción, la defecación, el parto y la respuesta sexual. Por tanto, su deterioro provocará la alteración de estas funciones:

- Incontinencia urinaria: incontinencia de esfuerzo, urgencia miccional o incontinencia mixta.

- Incontinencia fecal.

- Prolapsos: cistocele (vejiga), uretrocele (uretra), rectocele (recto), histerocele (útero), enterocele (fondo de saco peritoneal de Douglas por ocupación del contenido intestinal) o prolapso de cúpula vaginal. El colpocele es el descenso de la pared vaginal.

- Alteraciones en la rotación de la cabeza fetal intraparto.

- Alteraciones en la respuesta sexual.

Existen una serie de factores que debilitan el suelo pélvico:

- El embarazo y el parto.

- Estar muchas horas en bipedestación.

- Los deportes de impacto (por ejemplo correr).

- Las cirugías pélvicas.

- La menopausia (la falta de estrógenos produce una reducción del colágeno).

- Envejecimiento (debilidad muscular).

- Estilo de vida (llevar ropas muy ajuntadas, estreñimiento, retener mucho tiempo las ganas de orinar).

PREVENCIÓN Y TRATAMIENTO DE LAS ALTERACIONES DEL SUELO PÉLVICO:

Los músculos del suelo pélvico están compuestos por 70 % de fibras lentas o tipo I y 30 % de fibras rápidas o tipo II. Será importante trabajar los dos tipos de fibras para poder mantener y recuperar el tono del suelo pélvico. Las fibras tipo II o rápidas se fortalecen con los ejercicios de kegel y las fibras tipo I o lentas con la gimnasia abdominal hipopresiva (GAH) o las vibraciones (bolas chinas o vibradores). A continuación se detallan las diferentes técnicas para entrenamiento y rehabilitación del suelo pélvico. Cabe destacar que para el correcto diagnóstico y tratamiento de las disfunciones del suelo pélvico se precisa del seguimiento de un profesional (matrona, fisioterapeuta o ginecólogo).

1. Cambios en el estilo de vida; dejar de fumar con relación a la tos crónica, evitar la obesidad, tratamiento del estreñimiento (el estreñimiento crónico es el factor que más contribuye a la aparición de prolapsos en los países desarrollados), evitar deportes de impacto...

2. Entrenamiento muscular del suelo pélvico (Kegel):
    a. En 1948 Kegel expuso el beneficio del entrenamiento de la musculatura del suelo pélvico en el tratamiento de la incontinencia urinaria de esfuerzo (IUE).
    b. Ofrecer como tratamiento conservador de primera línea para la IUE, la incontinencia de urgencia (IU) y la incontinencia mixta (IM), grado de recomendación A.
    c. Las pacientes que son guiadas por el terapeuta obtienen mejores resultados. Se observa un beneficio con el

biofeedback que puede deberse a un mayor contacto con el terapeuta.

d. Para poder identificarlos puede ser necesario detener la orina durante la micción (no hay que realizarlo como hábito ya que puede crear retenciones e infecciones de orina) o introducir un dedo en la vagina y apretarlo.

e. El entrenamiento diario obtiene mejores resultados, pero se ha observado que realizarlos 3 veces por semana permite incrementar la fuerza máxima.

f. Posición: inicialmente supina, pasando a sedente y bipedestación.

g. Repeticiones: se recomienda realizar 3 repeticiones de entre 3 y 10 segundos con cada una de las posiciones. Como mínimo dos series al día (es más importante la calidad que la cantidad) durante mínimo 12 semanas.

3. Uso de conos y bolas chinas: los kegel obtienen mejores resultados.

a. Los conos vaginales son caros y están en desuso. Con ellos hay que mantener la contracción de manera voluntaria durante largo tiempo, con la consiguiente fatiga muscular, la falta de riego y disminución de oxigeno que conlleva.

b. Las bolas chinas no deben sostenerse de forma voluntaria. Hay que introducirlas en la vagina y caminar o mover la pelvis para que se produzca una pequeña vibración en la musculatura del suelo pélvico (un músculo que se somete a vibración aumenta de tono). Se recomienda comenzar a usarlas tumbada e intentar moverlas, para posteriormente pasar a posiciones sedentes y finalmente a la bipedestación. Si es posible se recomienda usar dos bolas para poder trabajar también la parte más posterior del suelo pélvico. Se recomienda usarlas en periodos cortos, 20-30 minutos.

c. Se dispone de escasa bibliografía.

4. Electroestimulación:
    a. Es una rehabilitación pasiva. El mecanismo de acción se produce por una activación refleja, por lo que es imprescindible que no haya lesión neuronal. Pretende lograr la estimulación motora del nervio pudendo.
    b. Mejora la propiocepción, la fuerza, el tono y la vascularización. Tiene un efecto antiálgico.
    c. Contraindicaciones; marcapasos, embarazo, neoplasias o infecciones.
    d. Los kegel obtienen mejores resultados.

5. Gimnasia abdominal hipopresiva:
    a. Es una gimnasia descrita por Marcel Caufriez (fisioterapeuta) como método de entrenamiento en las diferentes disfunciones del suelo pélvico.
    b. Reeduca la postura permitiendo a los músculos transverso abdominal y oblicuo interno aumentar su tono basal.
    c. Aumenta el tono basal de los músculos del suelo pélvico.
    d. Relaja el diafragma y reduce la presión intraabdominal.
    e. Es importante tener en cuenta que la GAH está contraindicada en la hipertensión y el hipertiroidismo por activación del sistema simpático.

6. Método *Abdominologie:*
    a. Descrito por Bernadette de Gasquet (médico).
    b. Mediante diferentes posturas derivadas del yoga se activa la musculatura del suelo pélvico seguido de una autoelongación de la columna vertebral y de una espiración a volumen corriente.
    c. Se instruye a la mujer para exista una co-sinergía entre la musculatura del suelo pélvico y la musculatura abdominal profunda.

7. Pesarios:
   a. Los pesarios son dispositivos de silicona que dan soporte a los órganos pélvicos.
   b. Se usan para tratar prolapsos e incontinencias de orina.
   c. Existen diferentes modelos y tamaños para adecuarse a las necesidades de cada mujer.

8. Cirugía cuando el tratamiento conservador no ha sido eficaz.

EJERCICIOS:

- Autopercepción del estado del suelo pélvico: se coloca un balón casi deshinchado en periné mientras permanecen sentadas durante 5-10 minutos. Al finalizar el tiempo se retire y se percibe si hay una sensación de caída o peso en el periné o no. La sensación de caída o de peso indicaría debilitamiento del suelo pélvico.

- Autopalpación de la pelvis: sobre la colchoneta en decúbito supino y lateral palpar la pelvis para localizar la zona por la que discurre la musculatura del suelo pélvico. Nos ayudaremos de una pelvis para poder ir indicando las estructuras que están palpando.

- Ejercicios de kegel: los trabajaremos inicialmente tumbadas, para pasar a sentadas (en silla o balón tipo pilates) y finalmente de pie. En todas las posiciones trabajar periné anterior (rodillas juntas y pies separados) y posterior (rodillas separadas). Durante el ejercicio se van comentando las diferentes sensaciones.

- Al final de esta tercera sesión se adjunta una hoja con normas para el cuidado del suelo pélvico para poder entregar a las asistentes al grupo.

- Gimnasia abdominal hipopresiva (si el educador está debidamente formado para ello), recordando que está contraindicado en hipertensas e hipertiroideas.

NORMAS PARA EL CUIDADO DEL SUELO PÉLVICO

1. Ingesta de líquidos:

    - Cantidad: entre 1 y 1,5 litros al día.
    - Deberá ser distribuida de forma homogénea y espaciada a lo largo del día, evitando beber mucha cantidad de golpe.
    - Evitar las bebidas muy frías o las que son excitantes para la vejiga: café, té, vino blanco, bebidas gaseosas, y alcohol de alta graduación.
    - Parar la ingesta de líquidos 2 horas antes de ir a dormir por la noche.

2. Postura evacuatoria para la vejiga:

    - Sentada en la taza del vater, muslos y piernas separadas y pies apoyados en el suelo.
    - Relajación del esfínter: dejar que la orina fluya libremente, sin hacer fuerza ni empujar con el abdomen.
    - Tras terminar la micción permanecer unos segundos sentadas en la taza.

3. Evitar el ir a orinar sin ganas.

4. Evitar el aguantar las ganas de orinar.

5. Evitar el "stop-pipi", sobre todo al final de la micción.

6. Evitar el estreñimiento.

7. Postura para evacuar el intestino:

- Sentada en la taza del vater, con las rodillas mas altas que las caderas (colocamos una altura bajo los pies, por ejemplo un taburete). Llevar las rodillas hacia dentro y **soplar metiendo la tripa**.

8. Evitar, ante cualquier esfuerzo, "sacar la tripa"

9. Evitar fajas y ropas muy ajustadas.

10. Evitar tacones altos (no más de 4 cms.)

11. Evitar los deportes de alto impacto, sobre todo si presenta problemas del suelo pélvico (correr, saltar, aeróbic...).

EJERCICIOS DE KEGEL

1. **El lento**:
Aprieta los músculos como hiciste cuando intentaste detener el chorro de la orina, tirándolos hacia arriba. Contráelos y mantenlos así mientras cuentas hasta 5, respirando suavemente. Luego, relájalos durante 5 segundos mas, y repite la serie 10 veces.

2. **El rápido**:
Aprieta y relaja los músculos tan rápidamente como puedas hasta que te canses o transcurran unos 2 o 3 minutos (lo que suceda primero). Empieza con 10 repeticiones cuatro veces al día hasta alcanzar las 50 repeticiones diarias.

3. **El ascensor**:
Este ejercicio requiere cierta concentración, pero sus resultados son muy buenos. Tu vagina es un tubo muscular con secciones en forma de anillo dispuestas una sobre otra (como la parte que se dobla de una pajita). Imagínate que cada sección es una planta diferente de un edificio, y que subes y bajas un ascensor tensionando cada sección. Empieza subiendo el ascensor suavemente hasta la primera planta, aguántalo durante un segundo, y sube hasta la segunda planta. Sigue subiendo tantas plantas como puedas (normalmente no mas de cinco). Para bajar, aguanta también un segundo en cada planta. Finalmente intenta relajar por completo la musculatura durante unos segundos. Sobre todo no te olvides de respirar pausadamente y de no realizar el ejercicio con ayuda de los músculos abdominales.

4. **La onda**:
Algunos músculos del suelo pélvico están dispuestos en forma de ocho, pero con tres anillos (foto). Un anillo se sitúa alrededor de la uretra, otro alrededor de la vagina y el otro alrededor del ano. Contrae estos músculos de delante a atrás y relájalos de atrás a delante.

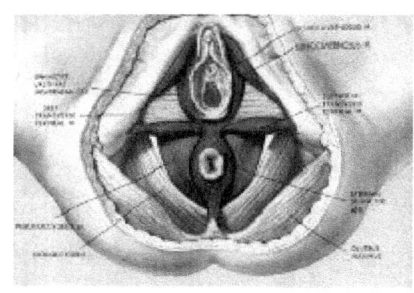

Haz estos ejercicios tantas veces al día como puedas. El objetivo es asociarlos a alguna actividad de la vida diaria para realizarlos durante toda la vida. Un buen momento puede ser tras orinar, que realizamos varias veces al día todos los días (6-8 veces). Son solo dos minutos cada vez pero significa mucho más al cabo de un día y de una vida. Cuando empieces a realizarlo pueden parecerte incómodos y raros. Al principio, al practicar el ejercicio lento, puedes notar que los músculos no quieren mantenerse contraídos. También es posible que te canses enseguida con el rápido. Pero si perseveras, veras como en pocos días no te supondrá ningún esfuerzo.

10. EVALUACIÓN 3ª SESIÓN: AUTOCUIDADOS ESPECÍFICOS Y TRATAMIENTOS

21. En el climaterio se produce un aumento de la lubricación vaginal. VERDADERO/FALSO

22. Es conveniente hidratar los genitales a diario. VERDADERO/FALSO

23. Las relaciones eróticas ayudan a mantener los genitales más hidratados y elásticos. VERDADERO/FALSO

24. El suelo pélvico es el conjunto de músculos que cierran cavidad abdominopélvica. VERDADERO/FALSO

25. El suelo pélvico solo interviene en la micción. VERDADERO/FALSO

26. Correr debilita el suelo pélvico. VERDADERO/FALSO

27. El aguantar las ganas de orinar no tiene ninguna repercusión en el suelo pélvico. VERDERO/FALSO

28. El estreñimiento puede causar lesión del suelo pélvico. VERDADERO/FALSO

29. Es importante realizar los ejercicios de kegel a diario para mantener la fuerza en la musculatura del suelo pélvico. VERDADERO/FALSO

30. La incontinencia de orina es algo normal, no es necesario consultar a un profesional por ello. VERDADERO/FALSO

EVALUACIÓN DE LAS ASISTENTES:

1. Grado de conocimiento previo que tenias de los objetivos y trabajo de la sesión, ha sido:

Nulo ☐   Escaso ☐   Suficiente ☐   Adecuado ☐

2. Actitud del docente con el grupo ha sido:

Nada adecuada ☐   Poco adecuada ☐   Adecuada ☐   Muy adecuada ☐

3. Conocimientos del docente sobre el tema ha sido:

Nada adecuados ☐   Poco adecuados ☐   Adecuados ☐

Muy adecuados ☐

4. Metodología empleada por el docente ha sido:

Nada adecuada ☐   Poco adecuada ☐   Adecuada ☐   Muy adecuada ☐

5. Espacio físico empleado ha sido:

Nada adecuado ☐   Poco adecuado ☐   Adecuado ☐   Muy adecuado ☐

6. El material empleado ha sido:

Nada adecuado ☐   Poco adecuado ☐   Adecuado ☐   Muy adecuado ☐

7. El tiempo empleado ha sido:

Nada adecuado ☐   Poco adecuado ☐   Adecuado ☐   Muy adecuado ☐

8. El grado de cumplimiento de tus expectativas, ha sido:

Nulo ☐   Escaso ☐   Suficiente ☐   Alto ☐   Muy alto ☐

9. La valoración global de la sesión ha sido:

Nada satisfactoria ☐   Poco satisfactoria ☐   Satisfactoria ☐

Muy satisfactoria ☐

10. ¿Añadirías algo a esta sesión?

_____
_____
_____
_____

11. ¿Quitarías algo?

_____
_____
_____
_____

EVALUACIÓN DEL DOCENTE:

1. Asistencia a la sesión:

    Apuntadas _____   Asistentes _____   Porcentaje _____

2. Primera impresión del grupo:

    Positiva ☐   Neutra ☐   Negativa ☐

3. ¿Se ha cumplido el programa de la sesión?

    SI ☐   NO ☐

Partes pendientes de tratar:
_____
_____
_____

4. Actitud general del grupo:

Participativa ☐   Expectante ☐   Pasiva ☐   Negativa ☐

OTRA:_____

5. Vivencia del docente: (se pueden seleccionar varios)

Tranquilo ☐   Conectado ☐   Nervioso ☐   Distante ☐

6. Impresión general de la sesión:

Nada adecuada ☐   Poco adecuada ☐   Adecuada ☐   Muy adecuada ☐

7. Cambios a introducir o propuestas:
_____
_____
_____
_____

11. 4ª SESIÓN: AUTOESTIMA Y SEXUALIDAD

DESCRIPCIÓN TEMA	TÉCNICA METODOLÓGICA	MATERIAL	TIEMPO APROX.
Conceptos básicos: sexo, sexualidad, erótica	Lluvia de ideas. Añadir los conceptos que falten	Pizarra y rotulador	10´
Respuesta sexual femenina	Expositiva GG	Proyector y presentación power point	15´
Erótica: pregunta al grupo; ¿qué os viene a la cabeza cuando os digo sexo? Trabajar la idea de la erótica como algo global	Investigación en el aula/individual. Mediante una ronda dar la opción para que todas respondan individualmente.	Pizarra y rotulador	15´
Diferencias entre la erótica femenina y masculina	Investigacion en el aula GP/GG. Añadir los conceptos que falten	Pizarra, rotulador, papel y bolígrafo	15´
Diferencias entre las comunicaciones	Investigación en el aula GP/GG. Añadir	Pizarra, rotulador,	

femeninas y masculinas	los conceptos que falten	papel y bolígrafo	15´
El placer de los sentidos	Investigación en el aula/individual (expuesta más abajo)	Sala libre de obstáculos, pañuelos, música, algo de comida	15´
Descanso			10´
Autoestima: ¿Qué es? Lanzar la pregunta al grupo	Lluvia de ideas	Pizarra y rotulador	10´
Autoestima-Autocuidados	Investigación en el aula (descrito más abajo)	Papel, bolígrafo, rotulador y pizarra	15´
Ejercicios kegel e hipopresiva	Entrenamiento	Colchonetas, sillas, balón tipo pilates	15´
Relajación	Entrenamiento		10´
Despedida, evaluación de la sesión y entrega de material	Encuesta de evaluación y satisfacción final (Se adjunta al final de la programación)	Folleto "Hola climaterio" de ANAMA o referencia digital	1´- 5´

LA SEXUALIDAD EN EL CLIMATERIO:

La sexualidad humana se define como una cualidad humana inherente a la existencia en continua evolución pero nunca en desaparición, como una forma de encuentro, manifestación, relación y comunicación de las personas a través de sus elementos biológicos, psicológicos, afectivos, socioculturales, éticos y religiosos. Por ello, no es discutible su importancia en cualquier etapa de la vida de la mujer.

El objetivo en educación sexual es promover las relaciones placenteras y satisfactorias durante toda la vida del individuo. Mantener una vida erótica activa aporta múltiples beneficios:

-Hidrata la piel.

-La vida sexual protege el corazón.

-Previene tumores y cánceres.

-Mejora el sistema inmunitario.

-Previene la osteoporosis.

-Relajante físico y analgésico.

-Previene problemas ginecológicos.

-Disminuye el estrés.

La vida erótica en la madurez puede ser muy variada y va a depender de la vivencia erótica previa, de tener o no tener pareja y del estado de salud. Hay aspectos de la sexualidad que no se van a ver influenciados por la edad como el deseo, el sentirse mujer, la necesidad de mimos y caricias, la sonrisa, el encanto, la capacidad de atraer y de seducir.

Por otro lado, hay muchos aspectos que pueden interferir en la vida erótica como son los problemas de la salud, los medicamentos, los cambios genitales (la atrofia o la sequedad), la carga laboral y familiar, los conflictos de pareja o los disgustos. Todos estos aspectos no van a incidir de la misma manera en hombres que en mujeres. En general, los hombres son capaces de mantener mayores niveles de deseo a pesar del cansancio, las tareas pendientes o los problemas. En las mujeres, en cambio, el deseo puede verse afectado si la calidad de vida no es la adecuada. Así mismo, la erótica también suele expresarse de forma diferente en ambos sexos, ya que los hombres se centran más en los genitales y las mujeres dan más importancia a la erótica corporal global.

La vida sexual en la pareja hay que cultivarla día a día, hay que invertir tiempo en la pareja. Es importante acariciarse, besarse y mirarse a diario. Hay que evitar el centrarse en la actividad genital para pasar al juego piel con piel. Si se abandona la vida sexual el deseo se irá.

Los problemas sexuales más frecuentes que nos podemos encontrar en esta etapa de la vida son las alteraciones del deseo, los problemas ginecológicos, la insatisfacción de la mujer o el desinterés por la pareja (el desamor).

A continuación vamos a describir las actividades para poder desarrollar está sesión:

I. CONCEPTOS BÁSICOS: ¿QUÉ SON SEXO, SEXUALIDAD Y ERÓTICA?

Mediante una lluvia de ideas se trabajan los tres conceptos, sexo, sexualidad y erótica. Se van anotando las ideas que aporta el grupo y se añaden los aspectos que falten:

a. Sexo: el sexo es el sexo "que se es", hombre o mujer. Los procesos de sexuación son mecanismos que construyen al individuo en tanto a hombre o a mujer, dan al individuo una identidad estable de hombre o mujer.

b. Sexualidad: es el modo de sentirse como hombre o como mujer, y la vivencia subjetiva de esta condición. Existen tantas sexualidades como personas.

c. Erótica: es la expresión gestual de la sexualidad, la conducta. Esta conducta puede ser virtual, real, individual o relacional.

II. LA RESPUESTA SEXUAL FEMENINA:

Exposición teórica del conjunto del de cambios físicos y psíquicos que integran la respuesta sexual femenina.

d. Deseo erótico: es la energía psicobiológica que precede, acompaña y tiende a producir el comportamiento sexual. En las relaciones de pareja de larga duración puede que el deseo de comienzo no esté presente. Si las relaciones son satisfactorias el deseo aparecerá durante las mismas.

e. Excitación: Se produce un aumento de la lubricación vaginal y una tumescencia de clítoris, bulbos, labios menores y uretra. En la mujer postmenopáusica pueden ser menores y precisar alguna ayuda externa como lubricantes.

Así mismo, se produce un alargamiento y dilatación del fondo de vaginal, elevación del útero, erección de pezones, aumento progresivo de la frecuencia cardíaca, tensión arterial y frecuencia respiratoria, "rubor sexual" y aumento de la tensión muscular.

f. Orgasmo: es la sensación subjetiva de placer. En la mayoría de las mujeres se produce por una estimulación adecuada del clítoris. Los orgasmos son siempre cerebrales, no existen los orgasmos vaginales ni clitoridianos. El orgasmo provoca contracciones rítmicas en músculos perineales, ano y útero.

g. Satisfacción: es la sensación de bienestar a corto y a medio plazo. Se produce una secreción de neurotransmisores , oxitocina, dopamina y serotonina, que producen un aumento de la vinculación, la ternura y desaparición de las hostilidades, producen sensación de placer y mejoran el estado de ánimo respectivamente. Todo ello, produce una activación emocional, un incremento del deseo y una retroalimentación positiva.

III. ERÓTICA: ¿CUÁL ES LA PRIMERA IMAGEN QUE OS VIENE CUANDO OS DIGO SEXO?

Se formula la pregunta al grupo y sin dar tiempo a más se realiza una ronda para que cada una exponga la imagen que le ha venido a la cabeza. A partir de sus aportaciones podremos trabajar la globalidad de la conducta sexual, salir de lo genital para pasar a todo el cuerpo. Hay que dar valor a las conductas no genitales, como a un masaje de pies, un abrazo o la masturbación.

Y de la misma manera, dar cabida a todas las sexualidades, homosexuales, heterosexuales o personas sin pareja. El objetivo de la erótica siempre tiene que ser la satisfacción.

IV. ERÓTICA MASCULINA Y FEMENINA: ¿SON IGUALES LAS ERÓTICAS MASCULINAS Y FEMENINAS?

Dividir el grupo en grupos pequeños y lanzarles está pregunta. Partiendo de lo que el grupo ya sabe y contesta se añaden los aspectos relevantes que falten.

La mayoría de los hombres centran su sexualidad en los genitales y la mayoría de las mujeres tienen una erótica más global. En las parejas heterosexuales habrá que buscar puntos de encuentro para lograr la satisfacción de ambos.

V. COMUNICACIÓN: ¿LAS MUJERES Y LOS HOMBRES NOS COMUNICAMOS DE LA MISMA MANERA?

En los mismos grupos que en la actividad anterior se plantea esta pregunta. Tras dejarles unos minutos para trabajarlo, cada grupo expone la respuesta al resto del grupo. Los puntos a trabajar en esta actividad son la aceptación de que hombres y mujeres somos y nos expresamos diferente y la capacidad de entendimiento.

Para las mujeres hablar es un fin por sí mismo. En cambio, los hombres suelen hablar para conseguir algo concreto. Cuando una mujer tiene un problema el hablar de él es terapéutico. Sin embargo, cuando un hombre tiene un problema y todavía no ha encontrado la solución el hablar de él le producirá más ansiedad.

Muchas veces esta forma de comunicarse diferente crea malentendidos y conflictos en las parejas.

VI. TRABAJAR EL PLACER DE LOS SENTIDOS:

Para esta actividad hay que despejar toda la sala, apagar las luces y tapar los ojos a las mujeres con pañuelos. Vamos a trabajar los sentidos:

a. Oído: se pone música y se indica a las mujeres que se muevan como sus cuerpos les pidan (no hay miedo a la vergüenza porque todas tienen los ojos tapados).

- b. Gusto: la matrona va dando a la boca diferentes alimentos como gajos de mandarina, nueces o chocolate.
- c. Tacto: las mujeres se tocan entre sí, cuando se encuentran mientras van caminando por la sala.
- d. Olfato: las mujeres se huelen entre sí cuando se encuentran.

Cuando se acaba la actividad se destapan los ojos y comparten la experiencia vivida a todo el grupo.

VII. KEGEL:

Realización de los ejercicios de kegel como hemos venido haciendo en otras sesiones. Estos ejercicios potencian positivamente la vivencia erótica mejorando la irrigación genital. Trabajar periné anterior y posterior en diferentes posturas, y reforzar la realización de los mismos en las actividades de la vida diaria.

AUTOESTIMA:

La autoestima es la forma en que cada una se percibe y se siente a sí misma. Es el conjunto de percepciones, pensamientos, evaluaciones, sentimientos y comportamientos dirigidos hacia una misma. La autoestima es una actitud positiva y tiene relevancia en cada aspecto de la vida.

Una autoestima alta aportará bienestar, relaciones personales placenteras, capacidad de hacer frente a los problemas y de buscar soluciones. En cambio, una autoestima baja derivará en una insatisfacción, sentimientos negativos hacia una misma, dificultad a la hora de adaptarse a los cambios o de buscar soluciones.

El climaterio es una etapa de la vida llena de cambios físicos, psíquicos y emocionales. Cada mujer vivirá estos cambios de una forma diferente en función de sus experiencias previas, conocimiento, estado de salud y autoestima. Una buena autoestima ayudará a la mujer a adaptarse de forma satisfactoria a esta nueva situación y vivirla con ilusión.

Para favorecer una buena autoestima va a ser fundamental tener información acerca de los cambios que se van a producir en sus cuerpos y tener herramientas para poder afrontarlo. El relacionarse con mujeres que estén pasando por la misma situación puede servir de apoyo y mejorar la percepción sobre sí mismas.

EJERCICIO: PSICOAFECTIVIDAD-AUTOCUIDADOS

Al final de las sesiones previas se ha pedido a cada asistente al grupo que escriba en un folio sentimientos o emociones vividas, y que lo deposite de forma anónima en una caja. La matrona para la última sesión deberá aportar todos estos sentimientos escritos para poder trabajar con ellos.

La actividad se realiza en parejas. A cada pareja se le dará una hoja con dos o tres sentimientos y se les dejará un tiempo para que la trabajen y describan los autocuidados necesarios para poder hacerles frente. Una vez transcurrido este periodo se pondrá en común y se trabajarán en el grupo grande. Será importante dar cabida a cada sentimiento y reforzarlo de forma positiva.

12. EVALUACIÓN 4ª SESIÓN: AUTOESTIMA Y SEXUALIDAD

31. La sexualidad no tiene importancia fuera de la edad reproductiva. VERDADERO/FALSO

32. Sexo es sinónimo de penetración. VERDADERO/FALSO

33. Mantener una vida erótica activa previene la atrofia genital y la sequedad. VERDADERO/FALSO

34. Lo más importante de las relaciones sexuales es que sean satisfactorias. VERDADERO/FALSO

35. La erótica femenina y masculina es igual. VERDADERO/FALSO

36. Para las mujeres hablar de un problema es ansiolítico y para los hombres ansiogénico. VERDERO/FALSO

37. Las relaciones de pareja hay que cultivarlas día a día. VERDADERO/FALSO

38. La autoestima es como nos sentimos a una misma. VERDERO/FALSO

39. La autoestima no tiene repercusión en la vida diaria. VERDERO/FALSO

40. La información acerca de los cambios en el climaterio nos ayudará a afrontarlo mejor y mantener una buena autoestima. VERDADERO/FALSO

EVALUACIÓN DE LAS ASISTENTES:

1. Grado de conocimiento previo que tenias de los objetivos y trabajo de la sesión, ha sido:

Nulo □   Escaso □   Suficiente □   Adecuado □

2. Actitud del docente con el grupo ha sido:

Nada adecuada □   Poco adecuada □   Adecuada □   Muy adecuada □

3. Conocimientos del docente sobre el tema ha sido:

Nada adecuados □   Poco adecuados □   Adecuados □

Muy adecuados □

4. Metodología empleada por el docente ha sido:

Nada adecuada □   Poco adecuada □   Adecuada □   Muy adecuada □

5. Espacio físico empleado ha sido:

Nada adecuado □   Poco adecuado □   Adecuado □   Muy adecuado □

6. El material empleado ha sido:

Nada adecuado □   Poco adecuado □   Adecuado □   Muy adecuado □

7. El tiempo empleado ha sido:

Nada adecuado □   Poco adecuado □   Adecuado □   Muy adecuado □

8. El grado de cumplimiento de tus expectativas, ha sido:

Nulo □   Escaso □   Suficiente □   Alto □   Muy alto □

9. La valoración global de la sesión ha sido:

Nada satisfactoria ☐   Poco satisfactoria ☐   Satisfactoria ☐

Muy satisfactoria ☐

10. ¿Añadirías algo a esta sesión?

_____
_____
_____
_____
_____

11. ¿Quitarías algo?

_____
_____
_____
_____
_____

EVALUACIÓN DEL DOCENTE:

1. Asistencia a la sesión:

Apuntadas _____   Asistentes _____ Porcentaje _____

2. Primera impresión del grupo:

Positiva ☐   Neutra ☐   Negativa ☐

3. ¿Se ha cumplido el programa de la sesión?

   SI ☐ NO ☐

Partes pendientes de tratar:
_____
_____
_____
_____

4. Actitud general del grupo:

Participativa ☐   Expectante ☐   Pasiva ☐   Negativa ☐

OTRA:_____

5. Vivencia del docente: (se pueden seleccionar varios)

Tranquilo ☐   Conectado ☐   Nervioso ☐   Distante ☐

6. Impresión general de la sesión:

Nada adecuada ☐   Poco adecuada ☐   Adecuada ☐   Muy adecuada ☐

7. Cambios a introducir o propuestas:
_____
_____
_____
_____

13. EVALUACIÓN FINAL

EVALUACIÓN FINAL DEL TRABAJO GRUPAL:

Cuestionario de satisfacción:

Instalaciones / entorno: (seleccione una de las opciones)	☐ Nada adecuado ☐ Poco adecuado ☐ Adecuado ☐ Muy adecuado
Horario: (seleccione una de las opciones)	☐ Nada adecuada ☐ Poco adecuada ☐ Adecuada ☐ Muy adecuada
Soporte técnico utilizado: (seleccione una de las opciones)	☐ Nada adecuado ☐ Poco adecuado ☐ Adecuado ☐ Muy adecuado
Soporte didáctico: (seleccione una de las opciones)	☐ Nada adecuado ☐ Poco adecuado ☐ Adecuado ☐ Muy adecuado

Duración de la acción formativa: (seleccione una de las opciones)		☐ Nada adecuada ☐ Poco adecuada ☐ Adecuada ☐ Muy adecuada
Los conocimientos del docente: (seleccione una de las opciones)		☐ Nada adecuada ☐ Poco adecuada ☐ Adecuada ☐ Muy adecuada
La disponibilidad del docente para resolver dudas: (seleccione una de las opciones)		☐ Nada adecuada ☐ Poco adecuada ☐ Adecuada ☐ Muy adecuada
Los contenidos se adaptan a mis necesidades: (seleccione una de las opciones)		☐ Nada adecuada ☐ Poco adecuada ☐ Adecuada ☐ Muy adecuada
Los contenidos son útiles: (seleccione una de las opciones)		☐ Nada adecuada ☐ Poco adecuada ☐ Adecuada ☐ Muy adecuada
El contenido teórico: (seleccione una de las opciones)		☐ Nada adecuada ☐ Poco adecuada ☐ Adecuada ☐ Muy adecuada
El contenido práctico de la		☐ Nada adecuada

actividad formativa: (seleccione una de las opciones)		☐ Poco adecuada ☐ Adecuada ☐ Muy adecuada
La valoración global del curso: (seleccione una de las opciones)		☐ Nada adecuada ☐ Poco adecuada ☐ Adecuada ☐ Muy adecuada

COMENTARIOS:

_____
_____
_____
_____
_____
_____

14. RELAJACIÓN

Permanece con los ojos cerrados notando en movimiento del diafragma cada vez que el aire entra y sale….. Notas como cada vez que sueltas el aire tu cuerpo se va aflojando….. Tus brazos, piernas, espalda…. Ahora eleva un brazo lentamente y haz el esfuerzo de mantenerlo arriba, el resto de tu cuerpo está completamente relajado…. Yo voy a contar ahora del 10 al 1, con cada número que cuente irás notando que el peso de tu brazo aumenta y descenderá lentamente….. Empiezo a contar, 10, y la sensación de peso aumenta, tu brazo empieza a descender lentamente…. 9, el brazo desciende….. 8, cae, cae, cae…. 7, el brazo desciende, cada vez más pesado…. 6, cae, cae, cae… 5, con cada milímetro que desciendes profundizas, vas desconectando…. 4, más pesado, pesado, pesado…. 3, cae, cae, cae…. 2, llegará un momento en el que el brazo descansará sobre la colchoneta…. 1, descansas profundamente, notas como la sensación de tu brazo se extiende a todo tu cuerpo, descansas….

Y continuamos profundizando lentamente, imagina ahora que te encuentras en lo alto de 10 escalones que van a descender a un lugar que vas a imaginar, tu playa, tu bosque…. Los escalones pueden ser como tú quieras, de cemento, metal, con barandilla…. Yo voy a contar del 10 al 1, con cada número que cuente iras bajando un escalón, con cada escalón que desciendas irás profundizando en tu estado, amplificando tu experiencia de descanso…. 9, desciendes el primer escalón, te sientes libre de tensiones, como la primera etapa de cualquier viaje este es un paso importante y satisfactorio, tomate el tiempo que necesites.... 8, desciendes, la música y mi voz te acompañan, todos los estímulos que llegan del exterior te acompañan, nada te molesta.... 7, desciendes, te sientes completamente segura de dentro de ti.... 6, desciendes, es como ir acercándose a un lugar nuevo y a la vez familiar, nuevo porque cada día es diferente, familiar porque es tu propio espacio interior, lo que tú has decidido imaginar..... 5, desciendes, ya te encuentras en la mitad del camino y sigues descendiendo... 4, desciendes, igual este es el momento que te vienen recuerdos, pensamientos que nada tienen que ver con tu experiencia de descanso, es la forma que tiene tu mente de desconectar.... 3, desciendes, casi has llegado.... 2, desciendes, te das cuenta de que vas a formar parte de ese paisaje, contempla el ambiente, los contornos, escuchas.... 1, das un saltito, ya has llegado.... Te sientes profundamente relajada ahí en tu mundo interior.... Y caminas, es una sensación de ligereza, como de flotar....

Imagina que estás en ese lugar, ese monte, esa playa, ese rinconcito que tú has elegido.... Es como si me fueras contando todos los detalles de ese lugar... Los colores, la estación del año, la temperatura, incluso si estás sola o acompañada... Mientras tanto tu cuerpo aquí descansa profundamente, recupera las energías perdidas... Tú ahí en tu mundo interior es como una sensación de flotar...

Ahora vas a contar del 10 al 1, son como 10 pasos, con cada paso que des te irás reencontrando con tu cuerpo, que descansa, pero que ha recuperado las energías perdidas, con una agradable sensación de frescor, de descanso.... Y poco a poco, a tu propio ritmo irás moviendo dedos, manos, pies, brazos, piernas.... Y por último abriendo los ojos, desperezándote, bostezando...

15. BIBLIOGRAFÍA

- C.R.B. Beckman, F.W. Ling, B.M. Barzansky, W.N.P. Herbert, D. W. Laube, R.P. Smith (2010). *Obstetricia y Ginecología (6ª edición).* Publicada por Lippincott William & Wilkins.

- J.J. Gázquez Linares, M.C Pérez-Fuentes, M.M Molero Jurado, I. Mercader Rubio, A.B Barragán Martín (2015). *Investigación y envenjecimiento, volumen II.* Edita ASUNIVEP.

- J. Lombardía, M. Fernández (2009). *Ginecología y obstetricia, manual de consulta rápida (2ª edición).* Editorial médica panamericana.

- Oposiciones de enfermería (2008). *Manual CTO.* CTO editorial.

- S. Palacios, M.J Cancebo, C. Castelo-Branco, S. González, M.A Olalla (2012). *Recomendaciones de la Sociedad Española de Ginecología y Obstetricia sobre la prevención y el tratamiento de la atrofia vaginal.* Publicado por Elservier.

- Ramirez, Blanco, Kauffman (2013). *Rehabilitación del suelo pélvico; Práctica clínica basada en la evidencia.* Editorial Panamericana.

- S. Sáez Sesma (2010). *Sexo básico.* Publicación Universidad Camilo José Cela.

- Guías clínicas de la Asociación Española para el Estudio de la Menopausia (AEEM): Menoguía Perimenopausia y Menoguía Osteoporosis.

- Mendoza N, de Teresa C, Cano A, Hita F, Lapotka M, Manonelles P, Martínez Amat A, Ocón O, Rodríguez Alcalá L, Vélez M, Llaneza P, Sánchez Borrego R. El ejercicio físico en la mujer durante la perimenopausia y la posmenopausia. MenoGuía AEEM. Primera edición: Junio 2016. Aureagràfic, s.l. Barcelona 2016. ISBN: 978-84-943222-3-5.

- Navarro MC, Allué J, Alonso MJ, Llaneza P, Losa F, Cornellana MJ, Bachiller I, Beltrán E, Vanaclocha B, Sánchez Borrego R. Productos Naturales y Síndrome Metabólico. MenoGuía AEEM. Primera edición: Junio 2016. Aureagràfic, s.l. Barcelona 2016. ISBN: 978-84-943222-2-8

- M. Aranburu Elósegui, A. Mejías Jiménez, B. Etxarri Prim. Folleto ¡Hola climaterio!¡Bienvenid@! de la Asociación Navarra de Matrona (ANAMA)

www.ingramcontent.com/pod-product-compliance
Lightning Source LLC
Chambersburg PA
CBHW070105210526
45170CB00013B/753